AF341081

NOTICE

SUR LES

SOURCES MINÉRALES

APPARTENANT A LA

COMMUNE DE SPA

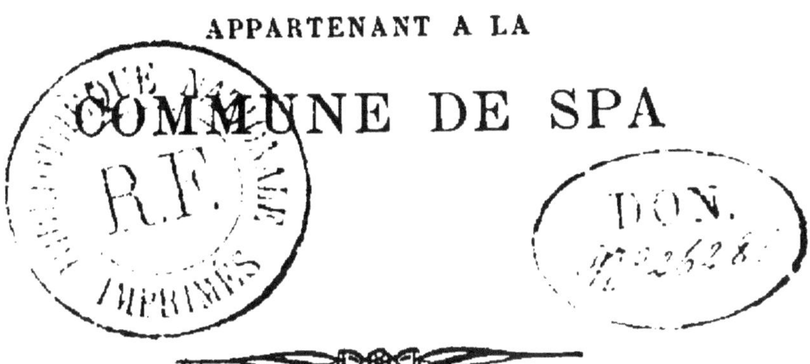

LIÉGE

IMPRIMERIE DE LÉON DE THIER

—

1877

INTRODUCTION

Le nom de **SPA** est universellement
connu dans le monde des touristes et
des voyageurs.

Qui dit Spa dit le lieu providen-
tiellement favorisé à tous les points
de vue, offrant un ensemble étonnant
d'agréments, de plaisirs, de distrac-
tions de tous genres, d'avantages de
toute nature.

Mais ce qui fera toujours la gloire
de Spa, ce sont ses eaux miracu-
leuses et merveilleuses, dont les
vertus éclatantes ont été consacrées
par trois siècles et demi de vogue
souveraine. Innombrables sont les

générations de visiteurs qui sont venus demander la santé à ses sources salutaires.

Chimistes et médecins, dans la classification des eaux minérales, leur ont assigné le premier rang, en ont fait le type par excellence des eaux ferrugineuses, carbo-gazeuses.

Telle est leur renommée, que ce nom de **SPA** est devenu en Angleterre, aux Etats-Unis, en Allemagne, en Belgique même, le nom commun servant à désigner toute ville pourvue d'eaux minérales.

Affirmons-le sans crainte : la petite cité qui fixa l'attention de Pline peut s'appeler encore du nom que lui donna le Czar reconnaissant : LE PORT DU SALUT.

LE POUHON

HISTOIRE.

Connue par les colons belgo-romains. cette fontaine est mentionnée dans l'Histoire naturelle de Pline, au chapitre XXX, comme une source *déjà célèbre*. St Remacle, abbé de Stavelot, en bénit les eaux (650) et fonde auprès un oratoire. Les habitants mettent la source sous la protection de cet apôtre, dont elle

porta dès lors le nom (Ortélius).
Elle est visitée par le fils de Charle-
magne, Louis-le-Débonnaire, qui rési-
dait à Franchimont (827), et citée,
sous le nom de fontaine du Nord,
dans la donation faite par Charles-le-
Simple à l'église de Liége (915). Sa
réputation ne s'étend réellement à
l'étranger qu'à partir des premières
années du XVI⁰ siècle. Dès cette
époque, elle fait l'objet des études des
médecins. Outre ceux du pays,
Lymborch, dont l'ouvrage sur les
eaux de Spa est traduit en quatre
langues (1559), Ghérincx, de Rye,
de Heer, l'on voit Ph. de Besançon,
médecin du roi de France, consacrer
au Pouhon et à la Sauvenière un
*Traité des merveilleux effects de
ces deux admirables fontaines.*
En quelques années, le nom du Pouhon jouit d'une telle notoriété aux
Pays-Bas, en France, en Allemagne,
en Angleterre, en Italie, que Baccio,
Guicciardin, Bernard de Palissy,

Montaigne, Ambroise Paré, Fallope, Solenander le citent comme opérant des miracles.

Parmi les médecins qui l'étudièrent sur les lieux, le premier est le vénitien Agostino, médecin du roi Henri VIII d'Angleterre; vinrent ensuite Pigray et Miron, envoyés par le roi de France Charles IX (1565); Forestus et Van Helmont; enfin les anglais W. Paddy et Rich. Androes, etc. Les célébrités de tout genre affluent à ces eaux sans rivales dès 1540: ce sont Henri d'Anjou (1566), Louis de Gonzagues, duc de Nevers (1575 et 1580); Marguerite de Valois, reine de Navarre (1577); Alexandre Farnèse, duc de Parme (1589, 1591 et 1592); Juste Lipse et François duc de Mantoue (1591).

Dès la fin du XVIe siècle, l'eau du Pouhon fait l'objet d'un trafic des plus productif. En 1610, on la transportait en quantités prodigieuses dans tous les pays du continent et en

Angleterre. On en expédiait annuellement plus de 150,000 barils.

Le XVIIIe siècle voit défiler sur ses bords la princesse de Rohan, la duchesse de Trémouille, le comte de Belgioioso, l'Électeur Georges-Guillaume de Brandebourg, les princes de Mantoue et Doria, l'archevêque de Salerne, le prince de Mecklembourg, le landgrave de Hesse, le philosophe Descartes, le prince et la princesse d'Orange, un seigneur de Montmorency, Saumaise, Charles II, roi d'Angleterre; Christine, ex-reine de Suède; St-Evremont, Christian, roi de Danemarck; Cosme, duc de Toscane, etc.

En 1692, un violent tremblement de terre faillit mettre à néant la source précieuse. Heureusement il n'eut d'autre effet que de la rendre plus abondante, plus gazeuse, plus forte. Avec le XVIIIe siècle s'ouvre une période de vogue souveraine pour le Pouhon. Pierre-le-Grand, le fondateur de l'Empire russe, retrouvant la santé à cette bienfaisante fontaine, lui donna décidément la suprématie sur toutes les eaux similaires. Après lui , le duc de Richelieu , la duchesse de Buckingham, Gustave III, roi de Suède ; Henri de Prusse, le czaréwitch Pétrowitch, la duchesse de Brunswick, la margrave de Brandenbourg, le stathouder de Hollande , Alfieri , Mesmer, l'empereur Joseph II, le comte d'Artois, les abbés Raynal et Sieyès, Charles Fox et Jouy, récupérèrent la santé par une cure au Pouhon. Durant la première moitié de ce siècle enfin, et surtout de nos jours, il n'est pas une individualité marquante qui n'ait honoré de sa présence la petite cité de Spa, dont le nom est devenu en Angleterre et en Amérique le terme générique destiné à désigner les villes possédant des sources ferrugineuses.

Tous ou presque tous les chimistes marquants analysèrent la source spadoise, comme la plupart des médecins la préconisèrent : Duclos, Boërhave, Hoffmann, Sydenham, Alibert, Tissot, Tronchin, Bergmann, Struve, Plateau, Monhein, Martens, etc.

Cette fontaine a été captée en 1864, sous l'habile direction de l'hydrologue François.

ALTITUDE DE LA SOURCE.

250 mètres au-dessus du niveau de la mer.

ANALYSE

Fournie en 1870 par MM. les professeurs de chimie Chandelon et Kupfferschlaeger, de l'Université de Liége ; Donny et Swarts, de l'Université de Gand.

Densité 1,0014
Température (centigrade en été) 10°,8
Acide carbonique libre . . . 25,5278

Bi-carbonate de sodium . . .	1,2222
» de potassium . .	0,1184
» de calcium . . .	0,4050
» de magnésium .	0,1825
» de fer	1,9647
» de manganèse .	0,0386
Chlorure de sodium	0,5402
Sulfate de sodium	0,2316
Silice	0,1900
Alumine	0,1430
Hydrogène sulfuré	0,0011
Résidu sec	6,1100

Matières organiques indéterminées : Traces de lithine, d'acide phosphorique, d'acide nitrique; oxigène, azote et hydrogène carboné.

EMPLOI & USAGE.

Possédant une action essentiellement fortifiante, l'eau de cette source est employée avec le plus grand succès contre l'anémie, la chlorose, l'hystérie, les engorgements des viscères abdominaux, les suites des fièvres rebelles, etc.

BARISART

HISTOIRE.

Cette source, longtemps négligée et récemment appropriée, occupe le premier rang dans la nomenclature des sources des environs de Spa faite par Lymborch. Elle ne reçut que de rares visiteurs jusqu'à la fin du XVIIe siècle, époque à laquelle elle devint de nouveau l'objet des études de quelques médecins. La multiplicité des fontaines minérales qui sourdaient autour du bourg fit qu'à l'exemple du Pouhon des vers, du Pouhon Pia, etc., on la tint en mince estime. Lucas. médecin anglais, l'analysa en 1750. Elle avait alors un double griffon, et aucune construction ne la préservait des eaux du ciel. Cet état de choses se perpétua jusqu'en 1848. Pourtant, déjà durant la première moitié de notre siècle, ses éminentes qualités, ses vertus dans les maladies des organes digestifs, avaient été reconnues par les habitants du bourg qui la fréquentaient de préférence aux autres, en raison de sa proximité. Captée en 1850 par les soins du bourgmestre Servais, elle fut mise en état de servir aux buveurs et disputa bientôt le succès à ses aînées.

ALTITUDE DE LA SOURCE.

360 mètres au-dessus du niveau de la mer ; 110 mètres au-dessus du niveau du Pouhon.

ANALYSE.

Densité 1,0009
Température (centigrade en été)   10°,2
Acide carbonique libre. . . . 23,9540
Bi-carbonate de sodium . . . 0,1334
       »   de potassium . . 0,0315
       »   de calcium . . . 0,4143
       »   de magnésium . 0.6697
       »   de fer 0,5166
       »   de manganèse . . 0,0138
Chlorure de sodium 0,1577
Sulfate de sodium 0,1284
Silice 0,3126
Alumine 0,0552
Résidu sec 1,5550

Matières organiques indéterminées.

EMPLOI & USAGE.

Recommandée dans les maladies de l'estomac : gastrite, gastralgie, dyspepsie.

LA GÉRONSTÈRE

HISTOIRE.

Quoique connues dès 1550 et men-
tionnées au nombre des sources les
plus remarquables de la forêt des
Ardennes, les eaux de cette fontaine
ne furent utilisées qu'un demi-siècle
après, et en même temps que celles
du Tonnelet. Longtemps elle fut
négligée, à cause de son éloignement
et de sa situation. En effet, perdue

au milieu des bois et des rochers, enfouie dans des fourrés impénétrables, elle était en quelque sorte inaccessible. Le médecin de Rye en fit connaître, le premier, les précieuses qualités, et en vulgarisa les mérites. Sa saveur étant quelque peu sulfureuse et provoquant parfois le dégoût chez certaines personnes, on l'appelait l'*enragée*. Jusqu'en 1650, une pauvre maisonnette en bois, dont les matériaux étaient presque chaque hiver brûlés par les bandes de bohémiens ou les batteurs d'estrade, servait d'abri aux buveurs. L'année suivante, le comte Conrad de Bourgsdorff, conseiller d'Etat et premier ministre de Frédéric-Guillaume, électeur de Brandebourg, ayant retrouvé la santé par l'usage de ces eaux, voulut, comme témoignage de reconnaissance, loger la source d'une façon plus digne. Il y fit élever une niche en marbre, surmontée d'un petit dôme soutenu par quatre colonnettes de marbre rouge. En même temps, les magistrats y firent placer deux tablettes de granit, portant une double inscription en français et en allemand, qui rappelait aux visiteurs la date et le nom du bienfaiteur étranger.

Le tremblement de terre de 1692 tarit les eaux de la fontaine, qui se faisait jour à 40 mètres environ en amont de l'emplacement actuel. La nouvelle source remplaça avantageusement l'ancienne, qui avait disparu. Pendant longtemps, les eaux de la Géronstère furent considérées comme s'altérant par le transport ; ce ne fut que vers 1750 que les médecins firent justice de cette erreur. La Géronstère était surtout fréquentée par les dames et recommandée dans les maladies de poitrine. On en préconisait l'emploi mêlée avec du lait.

Le czar Pierre-le-Grand lui dut en grande partie le raffermissement de sa santé ébranlée, et, durant le temps qu'il passa à Spa, il y vint chaque jour, effectuant le plus souvent à pied le retour à la ville. Moins fréquentée durant les premières années de ce siècle, à cause de son goût sulfureux, elle n'en est pas moins l'une des plus vivement recommandées dans les maladies des voies respiratoires. Elle a été captée en 1874 par M. l'architecte Legros.

ALTITUDE DE LA SOURCE.

410 mètres au-dessus du niveau de la mer; 160 au-dessus du niveau du Pouhon.

ANALYSE.

Densité 1,0008
Température (centigrade en été)   10°,1
Acide carbonique libre. 20,1077

Bi-carbonate de sodium . . . 0,3553
 »   de potassium . . 0,0671
 »   de calcium . . . 1,6163
 »   de magnésium. . 1,3711
 »   de fer 0,5565
 »   de manganèse . . 0,0157
Chlorure de sodium. 0,1420
Sulfate de sodium 0,0287
Silice . . . . , . . 0,1580
Allumine. 0,0345
Hydrogène sulfuré 0,0043
Résidu sec 2,8650

Matières organiques indéterminées : traces de lithine, d'acide phosphorique, etc.

EMPLOI & USAGE.

Recommandée dans les maladies
chroniques des voies respiratoires,
bronchites, laryngites et affections
de l'estomac.

LA SAUVENIÈRE

HISTOIRE.

La plus ancienne et la plus fréquentée des sources de Spa. Elle fut spécialement mise en honneur par saint Remacle, patron de Spa, qui, au dire des hagiographes, détruisit les emblèmes du culte de Diane qui se trouvaient auprès. Cet apôtre laissa, selon la légende, l'empreinte de sa sandale aux bords de la fontaine, et celle-ci fut dès lors regardée comme miraculeuse. Déjà, en 1300, elle était l'objet d'un pèlerinage constant de la part des nouveaux époux, à cause des vertus qu'on lui attribuait contre la stérilité. Vers le milieu du XVIe siècle, elle jouit d'une réputation supérieure à la fontaine du centre du bourg, à cause de la légèreté de ses eaux et de sa digestion plus facile. Telle était surtout l'affluence des prélats, des moines, des religieuses, qui y venaient chercher un soulagement à leurs maux, qu'on la désigna dès lors sous le nom de *Fontaine ecclesiastique*, et que l'on dut y ériger une chapelle (la chapelle Salamanc), destinée à célébrer la messe quotidienne pour ces nombreux visiteurs. Maintes fois aussi, disent les historiens, à cette époque, le bassin de la source était mis à sec par les buveurs, et il fallait établir un ordre régulier dans la distribution de l'eau précieuse.

Le prince de Mantoue, qui récupéra ici la santé en 1619, embellit les abords de la source.

Des travaux de déblais, exécutés aux alentours, en 1651, compromirent l'existence de la Sauvenière, mais bientôt elle jaillit avec une nouvelle intensité. Tardivement pourvue d'un abri convenable pour les buveurs (1754), elle fut prise en prédilection par un anglais du nom de Barklay, qui créa, à ses frais, les sentiers nombreux dans les bois qui l'environnent. Peu de temps après, (1771), le prince Sangusko, grand-maréchal de Lithuanie, poursuivit l'œuvre de Barklay et prolongea le promenoir destiné aux buveurs. Elle retrouva une partie de sa célébrité par la guérison de la duchesse d'Orléans, qui y vint en 1787. Le souvenir de cette cure étonnante a été perpétué par l'érection du monument dit *d'Orléans*. Elle a été visitée durant les dernières années par les princes de cette famille, et a mérité d'être l'une des plus vantées par les praticiens de tous les pays.

ALTITUDE DE LA SOURCE.

410 mètres au-dessus du niveau de la mer ; 160 mètres au-dessus du niveau du Pouhon.

ANALYSE.

Densité 1,0006
Température (centigrade en été) 10o,2
Acide carbonique libre. 24,0707
Bi-carbonate de sodium 0,6035
      „   de potassium . . 0,0784
      „   de calcium . . . 1,2655
      „   de magnésium. . 0,6821
      „   de fer 0,7715
Bi-carbonate de manganèse . . 0,0162
Chlorure de sodium. 0,0829
Sulfate de sodium 0,0438
Silice 0,1088
Alumine 0,0458
Résidu sec 2,4470

Matières organiques indéterminées: traces de lithine, d'acide phosphorique, d'acide nitrique, etc.

EMPLOI & USAGE.

Recommandée dans les maladies
des voies urinaires et la *stérilité* des
femmes.

LE GROESBECK

HISTOIRE.

L'histoire de cette source est intimement liée à celle de sa voisine, la Sauvenière. Disparue, on ne sait par quelle cause, en 1633, elle se fit jour plus abondante et plus limpide peu de temps après. Son goût acidulé, ses propriétés enivrantes la firent baptiser du nom patois de *pecket* (genièvre). Le baron de Groesbeck mérita d'y attacher son nom par le soin qu'il prit de l'enclore d'un niche de marbre en 1651. Cette construction modeste, déjà en ruine moins d'un siècle après, fut restaurée par le marquis de Croy, dont l'épouse était de la famille de Groesbeck.

ANALYSE.

Densité 1,0007
Température (centigrade en été) 10°,1
Acide carbonique libre. . . . 21,9220
Bi-carbonate de sodium . . . 0,2153
    „   de potassium . . 0,0813
    „   de calcium . . . 0,5670
    „   de magnésium . 0,5429
    „   de fer 0,7056
    „   de manganèse . . 0,0143
Chlorure de sodium 0,0729
Sulfate de sodium 0,0240
Silice 0,0813
Alumine 0,0457
Résidu sec 1,9880

EMPLOI & USAGE.

Spécialement usitée contre la gravelle et ses suites.

LE TONNELET

HISTOIRE.

Cette source, connue sous le nom de *la Frayneuse*, ne fut mise en usage qu'aux premières années du XVIIe siècle. Successivement étudiée par de Rye et de Heer, médecins du pays de Liége, elle eut l'honneur d'être analysée par André Trévisius, médecin de l'archiduc Albert et de l'archiduchesse Isabelle, qui ainsi attira l'attention sur elle. Elle fut, peu après, baptisée de son nom actuel, parce qu'elle fut captée primitivement dans un petit tonneau ou tonnelet. Il était de coutume de la boire dans l'après-midi, et elle servit, des premières, comme boisson de table, se mêlant fort bien aux vins du Rhin et de Moselle, à cause de sa saveur aigrelette. Vivement préconisée comme vermifuge, elle jouit d'une vogue assez grande, qui commença à faiblir vers le milieu du siècle dernier. C'est alors qu'un médecin anglais du nom de Lucas, qui fit une étude approfondie des eaux d'Aix et de Spa, tenta de lui rendre son prestige et la présenta comme supérieure à toutes les autres sources. Cette opinion fut combattue victorieusement par le médecin de Limbourg. Le bruit occasionné par cette discussion n'empêcha pas le Tonnelet de partager le sort de ses voisines, le Nivesez et le Watrooz.

Toutes trois menaçaient de tomber dans l'oubli, lorsque la communauté fit l'acquisition du Tonnelet (1753) et la mit ainsi au rang des fontaines publiques. Deux médecins étrangers, Vivignis et Maillard, érigèrent peu après, dans son voisinage, le premier établissement de bains convenable que Spa ait possédé. Le pharmacien Briard, après eux, donna quelques développements à leur projet et embellit les abords de la source. Le célèbre Tissot la recommandait spécialement chez les enfants débiles.

Des deux Tonnelet, distants seulement de quelques mètres, l'un a disparu par le captage de la source Marie-Henriette, fait en 1865.

ALTITUDE DE LA SOURCE.

330 mètres au-dessus du niveau de la mer; 80 mètres au-dessus du niveau du Pouhon.

ANALYSE.

Densité 1,0007
Température (centigrade en été) 9°,8
Acide carbonique libre . . . 21,5230
Bi-carbonate de sodium . . . 0,6593
      »   de potassium . . 0,0236
      »   de calcium . . . 0,5612
      »   de magnésium . 0,1332
      »   de fer 0,6230
      »   de manganèse . 0,0162
Chlorure de sodium 0,0766
Sulfate de sodium 0,0367
Silice. 0,1400
Alumine 0,0450
Résidu sec 1,3000

Matières organiques indéterminées : traces de lithine, d'acide phosphorique, etc.

EMPLOI & USAGE.

Débilité des enfants, vers intesti-
naux.

SOURCE MARIE-HENRIETTE

De toutes nos sources, elle est celle qui a subi le plus de vicissitudes. Sa dénomination seule fut changée quatre à cinq fois. Signalée en 1550, par Bruhezen et Lymborch, sous le nom de *Fontaine de Sart*, elle était déjà fréquentée par les buveurs. Malheureusement, n'étant pas considérée comme faisant partie du groupe des fontaines spadoises, puisqu'elle n'appartenait point à la communauté, qu'elle sourdait sur le territoire du Ban de Sart, elle fut négligée par la plupart des auteurs qui s'occupèrent de nos eaux minérales. Dès les premières années du XVIIme siècle, elle est communément appelée *Fontaine du Niveset* et rivalise avec ses voisines, le Watroz et le Tonnelet. Mais ses eaux sont dépréciées par les médecins et les habitants de Spa, « jaloux du lucre que ceux de Sart « pourraient retirer du concours des « Bobelins qui s'y rendraient. »

De 1650 à 1700, le commerce de l'exportation des eaux de Spa prend une extension considérable. C'est alors qu'on vit substituer frauduleusement à ces dernières les eaux de Chevron et surtout de Nivesez par les marchands, qui pouvaient y puiser sans payer de redevance. Mis en éveil par ces manœuvres, le magistrat de Sart adressa, en 1720, un appel aux médecins, notamment à Bresmal, qui, par ses ordres, fit une analyse sérieuse du Nivesez. Il consigna ses observations dans un écrit spécial, qui a pour titre : *Description des Eaux minérales acides-ferrigineuses des fontaines de Niveset, analogues dans leurs principes, etc.* On fit élever, à la même date, une niche au-dessus de la source, ainsi qu'un bâtiment pour servir d'abri aux buveurs. En même temps, l'expédition des eaux fut mise en fermage. Cette détermination portait ombrage aux bourgmestres de Spa. Aussi publièrent-ils de nombreux avis pour prévenir les consommateurs à l'étranger d'avoir à vérifier l'authenticité des eaux.

Durant quelques années, la source de Nivesez jouit de quelque crédit. Deux médecins anglais, Lucas et Ash, les signalèrent à l'attention. Néanmoins elles tombèrent de nouveau dans l'oubli.

Vers 1770, on l'appelait le *Pouhon Bricolet*, par corruption de *Pré Collin*, et les seigneurs et dames en oublièrent le chemin. Quinze ans après (1785), un bourgmestre de Sart, T.-J. Collin, fit une tentative pour lui rendre la vogue. A cet effet, il ordonna la réimpression de la notice de Bresmal, restaura la niche et le bâtiment, enfin, créa des chemins pour la rendre accessible aux promeneurs. Ses efforts n'aboutirent point, car, au commencement de ce siècle, toute trace avait disparu. Ce fut au point qu'on ne reconnaissait même pas l'emplacement où elle émergeait.

L'érection d'un nouvel établissement de bains ayant été arrêtée en 1860, il fallut chercher des eaux pour son alimentation. C'est alors que le bourgmestre Servais songea à utiliser les sources méconnues du Nivesez. Le captage, confié à M. Jules François en 1863, eut lieu par les soins de M. Dru. Cette opération fut couronnée d'un plein succès, et la source fut baptisée du nom de la reine des Belges : *Marie-Henriette*.

ALTITUDE DE LA SOURCE.

330 mètres.

ANALYSE.

Densité 1,0008630
Température (centigr. en été) 9o,7
Acide carbonique libre . . 21,4238
Bi-carbonate de sodium . . 0,1259
   »   de potassium . 0,0319
   »   de calcium . . 0,6216
   »   de magnésium 0,2044
   »   de fer. . . . 0,9901
   »   de manganèse. 0,0242
Chlorure de sodium . . . 0,1009
Sulfate de sodium 0,2937
Silice. 0,1140
Alumine. 0,1000
Hydrogène sulfuré 0,00040157
Résidu sec 1,6900

Matières organiques indéterminées.

ALBIN BODY.

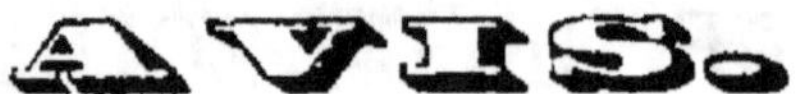

—

Les sources minérales énumérées ci-dessus sont les seules dont il soit fait mention dans les auteurs anciens et dans les documents qui reposent aux archives de Spa. Seules aussi, elles ont été l'objet d'une analyse sérieuse, et sont préconisées par toutes les célébrités médicales de l'Europe.

La source communale du Pouhon dite de Pierre-le-Grand est exclusivement revêtue du sceau communal à l'exportation, et toutes les expéditions sont accompagnées d'un certificat émanant de l'autorité.

Les sources particulières récemment exploitées ne présentent pas les mêmes garanties aux consommateurs.

TARIF

DES

ABONNEMENTS AU CASINO

ET AUX FÊTES

Avec droit aux chaises dans l'Allée de Sept-Heures et place Royale.

———

Le Conseil communal,

Considérant qu'il est de l'intérêt des visiteurs de mettre la ville de Spa à même de donner des fêtes et de pourvoir à l'entretien et à l'embellissement du Casino et des promenades ;

Vu les articles 75 et 76 de la loi communale ;

Arrête :

ART. 1er. — Il sera perçu pour les besoins de la saison les entrées suivantes :

PAR SAISON :

Pour une personne . francs ~~51~~ » 60
» deux » . » ~~70~~ » 85
» trois » . » ~~100~~ » 105
» quatre » . » ~~115 50~~ 125
» cinq » . » ~~130~~ »
Passé ce nombre, 10 fr. en plus par
personne.

PAR ABONNEMENT DE QUINZE JOURS :

Pour une personne . francs ~~17 50~~ 20
» deux » . » ~~28~~ » 35
» trois » . » ~~41 50~~
» quatre » . » ~~48~~ »
» cinq » . » ~~55~~ »
Passé ce nombre, 10 fr. de plus par
personne.

Les médecins et les membres de
la presse en sont exemptés.

ART. 2. — La perception s'effectue
sur la présentation de la carte. Les
percepteurs sont tenus de délivrer
cette carte au moment du paiement.

ART. 3. — L'abonnement donne
droit à la fréquentation du cabinet

de lecture, du salon de jeux, des séances de musique régulières, des soirées dansantes, des bals du samedi, et généralement de toutes fêtes, tant intérieures qu'extérieures, offertes aux abonnés.

ART. 4. — Les jours de grandes fêtes extérieures, il pourra être établi des places réservées auxquelles les abonnés seront admis avec une réduction de moitié du prix d'entrée.

ART. 5. — Les cartes sont personnelles : le chef de famille reçoit la carte principale et chaque membre une carte supplémentaire.

ART. 6. — Les personnes non-abonnées ne sont admises dans les salles de lecture, de jeux, de musique et aux soirées dansantes, que sur la présentation d'une carte de jour, dont le prix est fixé à 1 franc 50 cent. par personne, avec droit à une chaise aux séances de musique.

ART. 7. — Toute personne entrant au Casino est tenue d'exhiber sa carte à l'employé de service.

ART. 8. — Sont considérés comme appartenant à la famille : les époux, les enfants non-mariés, demeurant habituellement sous le même toit.

ART. 9. — Les cartes dont il est parlé plus haut ne donnent aucun droit aux concerts d'artistes ni à toutes autres réunions particulières.

ART. 10. — Les bureaux pour la distribution des cartes se trouvent au Casino.

ART. 11. — Toute plainte ou réclamation au sujet de l'abonnement devra être adressée au bureau de l'Administration établi au Casino.

ART. 12. — Le présent tarif sera affiché dans les hôtels et dans les maisons destinées au logement des étrangers, de manière à ce que les intéressés puissent en prendre connaissance.

PAR LE CONSEIL :

Le Secrétaire,   **Le Bourgmestre,**
J. L. PERA.   JULES LEZAACK.

NOUVEL ÉTABLISSEMENT DE BAINS

A SPA

L'établissement de bains a été ouvert en 1868 et possède déjà une réputation européenne.

D'énormes quantités d'eaux, remarquables par leur grande pureté, ainsi que des eaux de sources ferrugineuses, alimentent l'établissement, lequel contient des dispositions de bains pour tous les malades ; des bains de vapeur, de boue, comme en Bohême et Saint-Amand, en France, et bains médicinaux.

Ces eaux contiennent des carbonates de fer, de la soude, potasse, alun, magnésie, manganèse, sulfates de soude et de potasse, chlorure de sodium, silice, alumine et une grande quantité d'acide carbonique.

L'usage de la vapeur pour le chauffage des bains prévient la décomposition de l'eau, et cette eau même, élevée à une haute température, contient toujours l'acide carbonique et reste transparente.

Les bains forment le complément de l'usage des eaux prises en boisson pour le traitement de la chlorose, anémie, pauvreté de sang, obstruction des viscères, dyspepsie, rhumatismes, etc.

NATURE DES BAINS.	Par carte.	Par abon.
Bain avec salon, linge complet	4-25	3-90
Bain avec salon, demi-linge	3-75	3-40
Id. sans salon, linge complet	2-40	2-10
Bain sans salon, demi-linge.	1-80	1-50
Id. sans linge .	1-30	1-10
Bains de boue et accessoires, linge complet . .	6-00	5-50
Bain populaire, deux serviettes	0-60	0-50
Bain avec douche tivoli . .	1-20	1-00
Id. de siége.	1-80	1-50
Id. de pieds.	0-50	0-50
Plongeon, avec demi-linge.	1-50	1-25
Bain et douche de vapeur .	4-00	3-75

NATURE DES BAINS.	Par carte.	Par abon.
Douche de vapeur simple .	2-00	1-75
Id. de vapeur locale .	1-00	0-90
Douches en général, demi-linge	2-00	1-75
Douches en général, avec maillot	4-00	3-75
Douche tivoli.	1-00	0-90
Douche mobile ou interne.	0-50	0-50
Id. ascendante . . .	1-50	1-25

Prix du linge supplémentaire.

Une serviette, 10 c.; un drap ou peignoir, 25 c.

L'établissement est ouvert tous les jours, de 6 heures du matin à 6 heures du soir.

Le linge complet comprend un peignoir, un drap et cinq serviettes.

Le demi-linge comprend un drap ou un peignoir et deux serviettes.

Les bains populaires seront donnés de 6 à 7 heures du matin et de 5 à 6 heures du soir.

Le samedi, bains pour les ouvriers jusqu'à 8 heures du soir.

Les personnes qui désirent se faire électriser s'adresseront au bureau.

TRIPLE ÉCHELLE THERMOMÉTRIQUE.

Cent.	Réaum.	Fahr.	Cent.	Réaumur	Fahrenh.
5	4.	41.	23	18.4	73.4
6	4.8	42.8	24	19.2	75.2
7	5.6	44.6	25	20.	77.
8	6.4	46.4	26	20.8	78.8
9	7.2	48.2	27	21.6	80.6
10	8.	50.	28	22.4	82.4
11	8.8	51.8	29	23.2	84.2
12	9.6	53.6	30	24.	86.
13	10.4	55.4	31	24.8	87.8
14	11.2	57.2	32	25.6	89.6
15	12.	59.	33	26.4	91.4
16	12.8	60.8	34	27.2	93.2
17	13.6	62.6	35	28.	95.
18	14.4	64.4	36	28.8	96 8
19	15.2	66.2	37	29.6	98.6
20	16.	68.	38	30.4	100.4
21	16.8	69.8	39	31.2	102.2
22	17.6	71.6	40	32.	104.

DÉPART DES TRAINS.

	M.	M.	M.	M.	S.	S.	S.	
Spa	5 45	7 41	10 30	11 28	2 05	4 29	8 50	10 45
La Reid	5 53	7 49	10 38	11 36	2 13	4 37	8 58	10 50
Theux	6 00	7 56	10 45	11 43	2 20	4 44	9 05	11 00
Juslenville	6 05	8 01	10 50	11 48	2 25	4 49	9 10	11 05
Pepinster, arrivée.	6 12	8 18	10 57	11 55	2 32	4 56	9 17	11 12

	M.	M.	M.	M.	S.	S.	S.	S.
Pepinster	7 12	9 42	11 16	12 28	3 04	4 05	5 52	10 00
Juslenville	7 20	9 50	11 24	12 36	3 12		6 00	10 08
Theux	7 25	9 55	11 29	12 41	3 17		6 05	10 13
La Reid	7 32	10 02	11 36	12 48	3 24		6 12	10 20
Spa, arrivée . . .	7 40	10 10	11 44	12 56	3 32	4 25	6 20	10 28

Établissement de Bains de Rivière

(ÉCOLE DE NATATION).

Cet établissement, l'un des plus beaux qui existent en ce genre, est entièrement reconstruit à neuf et parfaitement approprié à sa destination.

Il mesure en superficie 760 mètres, et sa contenance est d'environ 13,290 hectolitres. Sa profondeur graduée varie de 1ᵐ25 à 2ᵐ23. Il est alimenté par la rivière du Wayai, et l'eau s'y renouvelle constamment.

L'établissement est ouvert au public tous les jours, depuis 5 heures du matin jusqu'à 9 heures du soir, à partir du 1ᵉʳ juin.

Carte d'entrée par personne (avec un caleçon et une serviette), fr.   0-60

Abonnement pour un mois (avec caleçon et une serviette) . . . . „ 10-00

Chaque serviette en plus se payera . . . . „ 0-10

Les abonnements sont personnels. Les prix sont les mêmes pour les dames.

Les heures réservées aux dames, abonnées ou non abonnées, sont de 10 heures du matin à midi.

Les leçons de natation se donnent de midi à 2 heures.

Pour éviter tout accident, un excellent professeur de natation est attaché à l'établissement et ne quitte jamais les baigneurs.

Il est défendu :

1º De toucher aux objets destinés au service de l'établissement, tels que : perches, cordes et ceintures ;

2º D'entrer sans caleçons dans l'eau, de s'y laver avec du savon ou autre matière minérale ;

3º D'y entrer en état d'ivresse ;

4º D'y introduire des chiens.

S'adresser à l'établissement, au chemin de Préfayhay, derrière le Grand Hôtel Britannique, par la rue de la Sauvenière.

Les abonnements au mois sont délivrés exclusivement à l'établissement de bains, place Royale.

DÉPART DU BUREAU DES POSTES DE SPA

4 h. matin : Francorchamps, Stavelot, Vielsalm, Gouvy.

7 h. 15 matin : La Belgique (moins Theux, Pepinster et la ligne de Spa à Gouvy), le grand-duché de Luxembourg.

11 h. 10 matin : La Belgique (moins la ligne de Spa à Gouvy), Allemagne, Angleterre, France, Hollande et pays en transit.

1 h. 45 soir : La Belgique (moins les lignes de Spa à Gouvy et Spa à Verviers), Angleterre, France, Hollande et pays en transit.

(Cette expédition n'existe que du 1er juillet au 30 septembre.)

3 h. 15 soir : Francorchamps, Stavelot, Vielsalm, Gouvy, Houffalize et grand-duché de Luxembourg.

4 h. 10 soir : La Belgique (moins les bureaux indiqués à l'expédition de 3 h. 15 soir), Allemagne, Hollande et pays en transit.

8 h. 20 soir : La Belgique (moins Francorchamps, Stavelot, Vielsalm, Gouvy, Houffalize), Allemagne, Angleterre, France, Hollande et pays en transit.